SOCIÉTÉ ANONYME DES MINES DU LUXEMBOURG

ET DES FORGES DE SARREBRÜCK

# MINES DE MAXÉVILLE

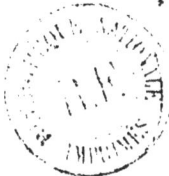

## APPLICATION

### DE LA LOI DU 29 JUIN 1894

SUR LES

### CAISSES DE SECOURS ET DE RETRAITES

DES OUVRIERS MINEURS

## NANCY

IMPRIMERIE BERGER-LEVRAULT ET Cie

—

1895

# LOI DU 29 JUIN 1894

SUR LES

# CAISSES DE SECOURS ET DE RETRAITES

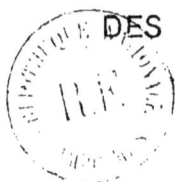

## DES OUVRIERS MINEURS

———

## CIRCULAIRE DU 30 JUIN 1894

DU MINISTRE DES TRAVAUX PUBLICS

RELATIVE A L'APPLICATION DE LA LOI

# LOI DU 29 JUIN 1894

SUR LES

# CAISSES DE SECOURS ET DE RETRAITES

## DES OUVRIERS MINEURS

---

### TITRE Iᵉʳ.

#### DISPOSITIONS GÉNÉRALES.

Art. 1ᵉʳ. — Dans le délai de six mois à partir de la promulgation de la présente loi, les exploitants des mines et les ouvriers et employés de ces exploitations seront soumis aux obligations et jouiront des avantages édictés par les titres II et III ci-après pour ce qui touche l'organisation et le fonctionnement des caisses de retraites et des caisses de secours.

Les employés et ouvriers dont les appointements dépassent 2,400 fr. ne bénéficieront que jusqu'à concurrence de cette somme des dispositions de la présente loi.

### TITRE II.

#### DES PENSIONS DE RETRAITES.

Art. 2. — L'exploitant versera chaque mois, soit à la caisse nationale des retraites pour la vieillesse, soit dans une des caisses prévues à l'article 4, pour la formation du capital constitutif des pensions de retraite, une somme égale à 4 p. 100 du salaire des ouvriers ou employés, dont moitié à prélever sur le salaire et moitié à fournir par l'exploitant lui-même.

Les versements pourront être augmentés par l'accord des deux parties intéressées. Ces versements seront inscrits sur un livret individuel au nom de chaque ouvrier ou employé. Ils seront faits à capital aliéné. Toutefois, si le titulaire du livret le demande, le versement de la part prélevée sur son salaire sera fait à capital réservé.

L'exploitant pourra prendre à sa charge une fraction supérieure à la moitié du versement ou sa totalité.

Art. 3. — Les pensions sont acquises et liquidées dans les conditions prévues à la loi du 20 juillet 1886 sur la caisse nationale des retraites pour la vieillesse.

L'entrée en jouissance est fixée à cinquante-cinq ans ; elle pourra être différée sur la demande de l'ayant droit, mais les versements cesseront, à partir de cet âge, d'être obligatoires.

Art. 4. — Les exploitants de mines pourront obtenir l'autorisation de créer des caisses syndicales ou patronales de retraites pour les ouvriers ou employés occupés dans leurs exploitations.

L'autorisation sera donnée par décret rendu dans la forme des règlements d'administration publique. Le décret fixera les limites du district, les conditions du fonctionnement de la caisse et son mode de liquidation. Il prescrira également les mesures à prendre pour assurer le transfert, soit à une autre caisse syndicale ou patronale, soit à la caisse nationale des retraites pour la vieillesse, des sommes inscrites au livret de chaque intéressé.

Les fonds versés par les exploitants dans la caisse syndicale ou patronale devront être employés en rentes sur l'État, en valeurs du Trésor ou garanties par le Trésor, en obligations départementales ou communales ; les titres seront nominatifs.

La gestion des caisses syndicales ou patronales sera soumise à la vérification de l'inspection des finances et au contrôle du receveur particulier de l'arrondissement du siège de la caisse.

Art. 5. —Si des conventions spéciales interviennent entre les exploitants et leurs ouvriers ou employés dans le but d'assurer à ceux-ci, à leurs veuves ou à leurs enfants, soit un supplément de rente viagère, soit des rentes temporaires ou des indemnités déterminées d'avance, le capital formant la garantie des engagements résultant desdites conventions devra être versé ou représenté à la Caisse des dépôts et consignations ou dans les caisses à créer en vertu de l'article 4.

Les exploitants adresseront chaque année, par l'intermédiaire du préfet, au ministre des travaux publics, et dans les formes déterminées par lui, le compte rendu des mesures prises en exécution du précédent paragraphe.

TITRE III.

DES SOCIÉTÉS DE SECOURS.

Art. 6. — La caisse de chaque société de secours sera alimentée par :

1° Un prélèvement sur le salaire de chaque ouvrier ou employé, dont le montant sera fixé par le conseil d'administration de la société, sans pouvoir dépasser 2 p. 100 du salaire ;

2° Un versement de l'exploitant égal à la moitié de celui des ouvriers ou employés ;

3° Les sommes allouées par l'État sur les fonds de subvention aux sociétés de secours mutuels ;

4° Les dons et legs ;

5° Le produit des amendes encourues pour infraction aux statuts et de celles infligées aux membres participants par application du règlement intérieur de l'entreprise.

Art. 7. — Les statuts des sociétés de secours doivent fixer : 1° la nature et la quotité des secours et des soins à donner aux membres participants que la maladie ou des infirmités empêcheraient de travailler ; 2° en cas de décès des membres participants, la nature et la quotité des subventions à allouer à leurs familles ou ayants droit.

Les statuts peuvent autoriser l'allocation de secours en argent et de soins médicaux et pharmaceutiques aux femmes et enfants des membres participants et à leurs ascendants. Ils peuvent aussi prévoir des secours journaliers en faveur des femmes et des enfants des réservistes de l'armée active et des hommes de l'armée territoriale appelés à rejoindre leurs corps, enfin des allocations exceptionnelles et renouvelables en faveur des veuves ou orphelins d'ouvriers ou employés décédés après avoir participé à la société de secours.

Art. 8. — En cas de maladie entraînant une incapacité de travail de plus de quatre jours avec suppression de salaire, la caisse de la société de secours versera, à la fin de chaque semestre, au compte individuel du sociétaire participant à une caisse de retraites, une somme au moins égale à 5 p. 100 de l'indemnité de maladie prévue par les statuts.

L'obligation de ce versement cessera avec l'indemnité de maladie elle-même.

Art. 9. — À défaut d'accord entre les intéressés, la circonscription de chaque société de secours sera fixée par un décret rendu en Conseil d'État.

Une même exploitation pourra être divisée en plusieurs circonscriptions de secours.

Une seule société pourra être établie pour les concessions ou exploitations voisines appartenant soit à un seul exploitant, soit à plusieurs concessionnaires.

Les industries annexes des exploitations de mines pourront, à la demande des parties intéressées, et sous l'autorisation du ministre des travaux publics, être agrégées aux circonscriptions des sociétés de secours des mines.

Art. 10. — La société est administrée par un conseil composé de neuf membres au moins.

Un tiers des membres est désigné par l'exploitant ; les deux autres tiers sont élus par les ouvriers ou employés parmi les membres participants dans les conditions indiquées aux articles suivants.

Il sera procédé en même temps, et dans les mêmes conditions, à la nomination de trois membres suppléants destinés à remplacer, en cas d'absence ou de vacance, les membres titulaires.

Si l'exploitant renonce, au moment d'une élection, à faire usage en tout ou en partie de la faculté qui lui est réservée par le précédent paragraphe, les membres du conseil non désignés par l'exploitant sont élus par les ouvriers et employés.

Les décisions prises par le conseil ne sont valables que si plus des deux tiers des suffrages ont été exprimés ; néanmoins, après une seconde convocation faite dans la forme ordinaire, les décisions sont prises à la majorité, quel que soit le nombre des suffrages exprimés.

Le conseil nomme parmi ses membres un président, un secrétaire, un trésorier.

Art. 11. — Sont électeurs tous les ouvriers et employés, du fond et du jour, Français, jouissant de leurs droits politiques, inscrits sur la feuille de la dernière paye.

Sont éligibles, à la condition de savoir lire et écrire et, en outre, de n'avoir jamais encouru de condamnation aux termes des dispositions, soit de la présente loi, soit de la loi du 21 avril 1810 et du décret du 3 janvier 1813, soit des articles 414 et 415 du Code pénal, les électeurs âgés de vingt-cinq ans accomplis occupés depuis plus de cinq ans dans l'exploitation à laquelle se rattache la société de secours. Toutefois, dans les cinq premières années de l'exploitation, le nombre des années de service exigées sera réduit à la durée de l'exploitation elle-même.

Les électeurs sont convoqués pour la première fois par un arrêté du préfet, qui fixe la date de l'élection ainsi que les heures d'ouverture et de fermeture du scrutin.

Le vote a lieu à la mairie de la commune désignée dans l'arrêté de convocation parmi celles sur le territoire desquelles s'étend la circonscription. Le bureau électoral est présidé par le maire.

L'arrêté est publié et affiché, dans les communes intéressées, quinze jours au moins avant l'élection. Il est notifié à l'exploitant.

Dans les huit jours qui suivent cette notification, les listes électorales de la circonscription sont affichées, à la diligence de l'exploitant, aux lieux habituels pour les avis donnés aux ouvriers.

Un double de ces listes est, par les soins de l'exploitant, remis au maire, qui est chargé de présider le bureau

Sera puni des peines prévues aux articles 93 et suivants de la loi du 21 avril 1810, l'exploitant qui refuserait ou négligerait de se conformer aux prescriptions qui précèdent.

Le préfet peut, en outre, faire dresser et afficher les listes électorales aux frais de l'exploitant ; les frais rendus exécutoires par le préfet seront recouvrés comme en matière de contributions publiques.

Les opérations électorales subséquentes ont lieu dans le local indiqué, suivant les formes et aux conditions prescrites par les statuts.

Art. 12. — Le vote a toujours lieu au scrutin de liste, un dimanche. Nul n'est élu au premier tour de scrutin s'il n'a obtenu la majorité absolue des suffrages exprimés et un nombre de voix égal au quart du nombre des électeurs inscrits. Au deuxième tour de scrutin, auquel il doit être procédé le dimanche suivant, la majorité relative suffit. En cas d'égalité de suffrages, le plus âgé des candidats est élu.

Les membres du conseil sont élus pour trois ans et renouvelables par tiers chaque année.

Il est pourvu, dans les six mois qui suivent la vacance, au remplacement des membres décédés, démissionnaires ou déchus des qualités requises pour l'éligibilité. Les nouveaux élus sont nommés pour le temps restant à courir jusqu'au terme assigné aux fonctions de ceux qu'ils remplacent.

Art. 13. — Les contestations sur la formation des listes et sur la validité des opérations électorales sont portées, dans le délai de quinze jours à dater de l'élection, devant le juge de paix de la commune où les opérations ont eu lieu. Elles sont introduites par simple déclaration au greffe.

Le juge de paix statue dans les quinze jours de cette déclaration, sans frais ni forme de procédure et sur simple avertissement donné trois jours à l'avance à toutes les parties intéressées.

La décision du juge de paix est en dernier ressort, mais elle peut être déférée à la Cour de cassation.

Le pourvoi n'est recevable que s'il est formé dans les dix jours de la notification de la décision. Il n'est pas suspensif. Il est formé par simple requête déposée au greffe de la justice de paix, dénoncée aux défendeurs dans les dix jours qui suivent. Il est dispensé du ministère d'un avocat à la cour et jugé d'urgence sans frais ni amende.

Les pièces et mémoires fournis par les parties sont transmis sans frais par le greffier de la justice de paix au greffier de la Cour de cassation. La chambre des requêtes statue définitivement sur le pourvoi.

Tous les actes sont dispensés du timbre et enregistrés gratis.

Art. 14. — Les statuts sont dressés par le premier conseil ; ils sont soumis, par l'intermédiaire du préfet, à l'approbation du ministre des travaux publics. Après l'approbation, ils sont notifiés à l'exploitant.

La décision du ministre peut être déférée au Conseil d'État, au contentieux. Le recours est dispensé des droits de timbre et d'enregistrement et peut être formé sans ministère d'avocat.

Toute modification aux statuts comporte une nouvelle approbation ministérielle. Les statuts sont affichés en permanence, par les soins de l'exploitant, aux lieux habituels des avis donnés aux ouvriers. Un exemplaire en est remis par l'exploitant, contre récépissé, à chaque ouvrier ou employé lors de l'embauchage.

Art. 15. — Les sociétés de secours sont tenues de communiquer leurs livres, procès-verbaux et pièces comptables de toute nature au préfet et aux ingénieurs des mines. Cette communication a lieu sans déplacement, sauf le cas où il en serait ordonné autrement par arrêté du préfet.

Les sociétés adressent chaque année, par l'intermédiaire du préfet, aux ministres des travaux publics et de l'intérieur, et dans les formes déterminées par eux, le compte rendu de leur situation financière et un état des cas de maladie ou de mort éprouvés par les participants dans le cours de l'année.

Art. 16. — A la fin de chaque année, le conseil d'administration fixe, sur les excédents disponibles, les sommes à laisser dans la caisse pour en assurer le service et celles à déposer à la Caisse des dépôts et consignations. Ce dépôt devra être effectué par le conseil d'administration dans le délai d'un mois, sous la responsabilité solidaire de ses membres, sans préjudice, le cas échéant, de l'application de l'article 408 du Code pénal.

Les administrateurs qui auraient effectué ou laissé effectuer un emploi de fonds non autorisé par les statuts encourent la même responsabilité et les mêmes pénalités.

Le total de la réserve ne pourra dépasser le double des recettes de l'année.

Art. 17. — Dans le cas d'inexécution des statuts ou de violation des dispositions de la présente loi, la dissolution du conseil d'administration peut être prononcée par le ministre des travaux publics, après avis du conseil général des mines, sans préjudice de la responsabilité civile ou pénale encourue par les administrateurs.

Les électeurs devront être réunis, pour procéder à la nomination du nouveau conseil, au plus tard dans un délai de deux mois. Dans l'intervalle, la caisse sera gérée par un délégué du préfet.

Art. 18. — Les sociétés de secours actuellement existantes, et dont les statuts sont régulièrement approuvés par l'autorité administrative, conserveront leur organisation et leur mode de fonctionnement pour ce qui touche les obligations du présent titre, sauf dans les cas où leur transformation serait reconnue nécessaire par le ministre des travaux publics, sur l'avis du conseil général des mines.

Elles jouiront d'ailleurs des recettes prévues par l'article 6 qui précède.

Art. 19. — Les statuts pourront décider que le service des secours sera confié à une compagnie d'assurances.

Art. 20. — Les sociétés régulièrement constituées en conformité des articles qui précèdent bénéficieront des dispositions des lois sur les sociétés de secours mutuels et seront soumises aux obligations découlant de ces lois.


TITRE IV.

DISPOSITIONS TRANSITOIRES ET RÉGLEMENTAIRES.


Art. 21. — Les pensions déjà acquises à un titre quelconque, dont le service incombe à l'exploitant, seront fournies comme précédemment, suivant les règlements particuliers de l'entreprise.

Art. 22. — Le montant des pensions en cours d'acquisition, dont le service incombe à l'exploitant, sera calculé par application des règlements ou des usages en vertu desquels ces pensions étaient précédemment accordées.

Si la rente acquise à raison des versements effectués en exécution de l'article 2 est inférieure au montant de la pension calculée comme il vient d'être dit, la différence restera à la charge de l'exploitant.

Il pourra être dérogé aux dispositions des deux paragraphes qui précèdent par des conventions librement intervenues entre les exploitants et leurs ouvriers ou employés.

Art. 23. — A partir de la mise en application de la présente loi, les caisses de prévoyance précédemment organisées avec le concours des ouvriers et employés en vue d'assurer des secours et de constituer des rentes temporaires, des pensions de retraites d'âge, d'invalidité ou d'accidents, fonctionneront exclusivement pour l'exécution des engagements antérieurement contractés par lesdites caisses en ce qui concerne tant les pensions acquises à un titre quelconque que les pensions de retraites en cours d'acquisition.

Toutefois, dans le premier mois, les caisses assureront les secours et les soins aux malades en traitement.

Art. 24. — Les intéressés seront appelés à se prononcer, dans un délai maximum de six mois, sur les mesures à prendre à raison des engagements précités et sur le mode de réalisation des ressources nécessaires.

A défaut d'entente entre les exploitants, d'une part, et la majorité des ouvriers ou employés, d'autre part, les deux parties pourront décider que le règlement des mesures à prendre et la fixation des versements à opérer seront confiés à la commission arbitrale instituée par l'article 26 ci-après.

Si les exploitants et la majorité des ouvriers et employés ne peuvent se mettre d'accord dans le délai de six mois susindiqué, ni sur les mesures à adopter, ni sur le recours à la commission arbitrale, les tribunaux nommeront, à la requête de la partie la plus diligente, un liquidateur chargé d'assurer, au mieux des intérêts en présence, la liquidation de la caisse de prévoyance.

Le rapport du liquidateur sera soumis à l'homologation du tribunal.

Art. 25. — Tout ouvrier ou employé au profit duquel une pension de retraite d'âge ou d'invalidité est actuellement en cours d'acquisition sera dispensé de la retenue prescrite par l'article 2 s'il déclare, devant le maire de la commune de sa résidence, qu'il entend renoncer au bénéfice de cet article.

Il lui sera délivré récépissé de cette déclaration.

Dans ce cas, et pendant toute la durée de la renonciation, l'exploitant sera également dispensé du versement qui lui incombe aux termes du même article 2.

Art. 26. — La commission arbitrale prévue par l'article 24 sera composée de sept membres permanents, nommés :

Deux par le conseil général des mines ;

Deux par la commission supérieure de la caisse nationale des retraites pour la vieillesse ;

Deux par la cour d'appel de Paris, parmi les conseillers de la cour ;

Un par la Cour des comptes, parmi les conseillers de la cour.

La commission élira son président et son secrétaire; elle siégera au ministère des travaux publics ; ses fonctions seront gratuites.

Le nombre des membres de la commission arbitrale sera porté à neuf par

*

l'adjonction dans chaque affaire de deux membres désignés : l'un par les exploitants, l'autre par la majorité des ouvriers et employés.

La procédure se fera sans frais d'aucune sorte ; tous actes, documents et pièces quelconques à produire seront dispensés du timbre et enregistrés gratis.

Art. 27. — Pour les différends qui naîtraient de l'exécution de la présente loi, et qui seraient déférés aux tribunaux civils, il sera statué comme en matière sommaire et jugé d'urgence. Les intéressés bénéficieront de l'assistance judiciaire. Tous actes, documents et pièces quelconques à produire seront dispensés du timbre et enregistrés gratis.

Les intéressés agissant en nom collectif seront représentés par un mandataire nommé par eux à la majorité des voix, sans préjudice, pour chacun d'eux, du droit d'intervention individuelle.

Art. 28. — Le capital constitutif des rentes incombant, soit aux exploitants, soit aux caisses de prévoyance, pourra être déposé, en totalité ou par annuités successives, à la caisse nationale des retraites pour la vieillesse, qui devra, en ce cas, inscrire les rentes au livret individuel de chaque ayant droit et en effectuer le paiement à partir de l'âge fixé pour l'entrée en jouissance.

Art. 29. — Un règlement d'administration publique déterminera : la procédure à suivre pour l'introduction, l'instruction et la solution des affaires soumises à la commission arbitrale ; le nombre, le mode de nomination et les attributions des auxiliaires de l'instruction ; le mode de nomination du mandataire prévu à l'article 27, et d'une manière générale les mesures nécessaires à l'application des prescriptions de la présente loi.

Art. 30. — Les infractions aux dispositions de l'article 5, paragraphe 2, et des articles 15 et 23 seront punies d'une amende de 16 à 200 fr.

En cas de mauvaise foi, le chiffre de l'amende pourra être porté à 500 fr. Les infractions pourront être constatées, concurremment avec les officiers de police judiciaire, par les ingénieurs et contrôleurs des mines.

Art. 31. — Les exploitations de minières et carrières souterraines ou à ciel ouvert pourront être assimilées aux exploitations de mines pour l'application de la présente loi, en vertu de décrets rendus en Conseil d'État sur la proposition du ministre des travaux publics.

# CIRCULAIRE

## DU MINISTRE DES TRAVAUX PUBLICS AUX PRÉFETS

POUR L'APPLICATION

## DE LA LOI DU 29 JUIN 1894

SUR LES

# CAISSES DE SECOURS ET DE RETRAITES

DES

## OUVRIERS MINEURS

————

Paris, le 30 juin 1894.

Monsieur le Préfet,

Le *Journal officiel* du 30 juin 1894 promulgue la loi du 29 juin 1894 sur les caisses de secours et de retraites des ouvriers mineurs. Vous en trouverez le texte ci-joint. La loi doit être complétée pour son application par le règlement d'administration publique prévu à l'article 29. Ce règlement pourra être incessamment rendu. En attendant, il m'a paru utile de vous donner, ainsi qu'aux ingénieurs des mines, les instructions nécessaires pour assurer l'exécution immédiate par l'administration, en ce qui la concerne, des dispositions de l'acte important que les pouvoirs publics viennent d'adopter dans leur sollicitude pour les ouvriers mineurs.

Le législateur a spécialement compté sur l'entente et la bonne volonté des intéressés pour faire sortir effet à l'ensemble des dispositions par lui votées. L'administration doit répondre à cet appel par son empressement à régler et à résoudre toutes les matières où elle doit intervenir; je ne doute pas du concours zélé que vous me prêterez avec les ingénieurs des mines en vue d'assurer le succès de ces intéressantes mesures.

I.

1. — La loi comprend deux parties : dans l'une, dont traitent les titres I, II et III, elle fixe pour l'avenir la constitution des retraites d'âge et d'assurance contre la maladie ; dans l'autre, elle donne, en ce qui concerne le passé, les règles à suivre pour la transformation des institutions actuelles. Je laisserai de côté cette seconde partie pour m'en occuper ultérieurement lorsqu'aura été rendu le règlement d'administration publique de l'article 29.

Aussi bien, comme la loi le prévoit elle-même, il convient d'asseoir d'abord les nouvelles institutions, afin que les intéressés ne restent à aucun moment dépouillés des avantages que l'on a voulu jadis et que l'on veut désormais constituer en leur faveur. Les anciennes institutions ne doivent rationnellement disparaître que lorsque les nouvelles seront prêtes à les remplacer ; c'est ce qu'a entendu marquer l'article 23, en ne mettant fin à l'existence juridique des anciennes caisses qu' « à partir de la mise en application de la loi ». Cette mise en application — qui doit toutefois, d'après l'article 1er, être réalisée « dans le délai de six mois de la promulgation de la loi » — résultera, d'après ce même article 1er, de l'exécution des mesures prévues aux titres II et III, c'est-à-dire de l'organisation des retraites sur livret individuel, du titre Ier, et de la constitution des sociétés de secours contre la maladie, du titre II.

2. — La loi ne s'est pas occupée de l'assurance contre les accidents pour ne pas séparer les mines des autres industries dans la loi spéciale encore en préparation sur ce sujet.

Je ne doute pas qu'en attendant cette loi, les exploitants de mines ne tiennent à honneur de prendre les mesures nécessaires pour assurer de la façon la plus convenable, par tels moyens auxquels ils croiraient devoir donner la préférence, les secours divers nécessités par les accidents dont leur personnel peut être atteint.

Au besoin, vous n'oublierez pas que les articles 15 et 16 du décret du 3 janvier 1813 restent en vigueur, et, sur le rapport des ingénieurs des mines, vous auriez à me proposer, le cas échéant, en conformité de ces dispositions, les mesures que vous jugeriez opportunes.

J'ajoute, d'ailleurs, que les pensions actuellement acquises par suite d'accidents rentrent dans celles dont le titre IV a pour objet d'assurer la continuité du service.

3. — La loi ne s'applique qu'aux mines, c'est-à-dire aux exploitations ouvertes sur des gîtes concédés. Elle peut toutefois être étendue aux minières et aux carrières, tant souterraines qu'à ciel ouvert, dans les conditions de l'article 31, par des mesures individuelles rendues, s'il y a lieu, pour des exploitations déterminées.

Ainsi que j'ai eu l'occasion de le dire déjà, dans la discussion à la Chambre des députés à la séance du 9 juin 1894, mon administration examinera avec la plus grande sollicitude les demandes qui pourraient lui être adressées pour l'application de l'article 31, soit par l'exploitant, soit par les ouvriers et employés d'une carrière ; car l'un et les autres peuvent également prendre cette initiative.

Il ne serait pas possible de donner à l'avance les règles de fond à adopter dans chaque cas. Elles dépendront nécessairement des circonstances, des conditions d'introduction de la demande, de l'accord ou des divergences entre les intéressés, des institutions qui pourraient exister et qu'il faudrait transformer.

Les demandes qui vous parviendraient devraient, sur votre invitation, faire de la part des ingénieurs des mines l'objet d'une étude attentive. Ils feront connaître en détail la situation des exploitations et celle des institutions de prévoyance dont leur personnel peut actuellement bénéficier. Ils formuleront leurs propositions, et vous aurez à me transmettre leur rapport avec votre avis personnel.

Il n'échappera pas aux intéressés qu'il n'y a aucune disposition de la loi qu'ils ne puissent introduire dans leurs exploitations, si tel en est leur désir, par le seul accord de leurs volontés, sans recourir à l'intervention du pouvoir exécutif.

4. — Si l'on revient aux mines, qui sont donc seules en cause pour l'instant, il faut tout d'abord définir, avec l'article 1er, ce qu'on doit entendre par les « ouvriers et employés » auxquels la loi s'applique.

5. — Les ouvriers comprennent, en premier lieu, sans aucune distinction entre eux, tous ceux du fond tels que les définit la loi du 8 juillet 1890 sur les délégués à la sécurité des ouvriers mineurs.

Mais la loi s'applique aussi aux ouvriers du jour, comme le porte explicitement l'article 11 ; et la question est de savoir si, parmi ces ouvriers, il faut ranger soit ceux se rattachant exclusivement à l'extraction, comme les receveurs ou machinistes des puits, soit tous ceux occupés par le concessionnaire à un travail, quel qu'il soit, se rattachant plus ou moins directement à l'exploitation de la mine, soit, enfin, une partie seulement de ceux-là.

Il parait résulter tant de la discussion qui a eu lieu au Sénat, au sujet de l'article 1er, dans la séance du 16 février 1893, que du texte de l'article 9, dernier paragraphe, qu'il convient de faire ici une distinction de même ordre que celle devenue classique en matière soit d'accidents de mines, soit d'occupation de terrains, soit de redevance proportionnelle.

Il conviendra donc de retenir comme ouvriers du jour, pour l'application de la loi du 29 juin 1894, tous ceux occupés dans les opérations accessoires se rattachant légalement à l'extraction proprement dite ou s'exécutant dans des lieux, ateliers ou chantiers qui forment des « dépendances légales » de la mine en droit minier.

Les « industries annexes » dont parle l'article 9, dernier paragraphe, seront constituées par les autres opérations du concessionnaire ; ce sera, par exemple, la fabrication du coke, ou celle des agglomérés, par opposition au lavage des combustibles ou à la préparation mécanique des minerais.

Il suffit de rappeler ces principes bien connus pour qu'on puisse se dispenser de tout autre détail en vue de l'application.

6. — D'après les explications échangées à la Chambre des députés, dans la séance du 9 juin 1894, la loi est applicable à tous les employés sans distinction dans la hiérarchie, depuis l'ingénieur en chef jusqu'au moindre des surveillants.

S'il ne peut y avoir d'hésitation pour les employés du service actif ci-dessus rappelés, il peut ne pas en être de même pour les employés des bureaux. Des considérations analogues à celles exposées au paragraphe 3 de la présente circulaire doivent conduire à une conclusion semblable. Il ne faut retenir, parmi les employés de cette catégorie, que ceux dont les écritures, les bureaux ou les occupations les rattachent directement, sur place, à l'exploitation proprement dite de la mine ou aux opérations accessoires qui y sont assimilées.

Les employés de bureau se rattachant à l'administration purement financière d'une affaire ou les employés d'une simple agence de vente ne rentreraient pas, au contraire, dans ceux visés par la loi.

7. — Cette même discussion à la Chambre a établi que le paragraphe 2 de l'article 1er de la loi devait s'entendre en ce sens que la loi ne s'applique aux employés et ouvriers dont les appointements dépassent 2,400 fr. par an, qu'en supposant leurs appointements ramenés à ce chiffre.

Les versements pour les retraites étant mensuels d'après l'article 2, paragraphe 1er, et ceux pour les sociétés de secours devant avoir lieu à chaque paye d'après l'article 6, le moyen le plus pratique de se conformer à cette disposition semble consister, pour les appointements de plus de 2,400 fr., à cesser d'effectuer versements ou retenues dès que leur montant, cumulé depuis le début de l'année, correspond à celui qui résulterait, pour l'année entière, d'appointements de 2,400 fr.

Rien n'empêcherait, du reste, les intéressés, sous la sanction éventuelle des tribunaux, de convenir de toute autre règle équivalente.

## II.

### PENSIONS DE RETRAITE.

8. — Le titre II, relatif aux pensions de retraite à constituer sur livret individuel, ne demande, pour le moment, aucune explication spéciale si ce n'est sur l'article 5.

Cet article prévoit que si un exploitant veut constituer en faveur de ses ouvriers ou employés, ou de leurs familles, des libéralités sous forme de rentes viagères ou temporaires, ou d'indemnités à payer en capital à une échéance ultérieure, le capital formant la garantie de ses engagements devra être versé ou représenté à la Caisse des dépôts et consignations ou dans les caisses visées à l'article 4.

L'exploitant doit, en outre, chaque année, par votre intermédiaire, m'adresser le compte rendu des mesures par lui prises pour se conformer à ces prescriptions.

Il faut tout d'abord remarquer, au sujet de cet article, qu'il ne s'applique pas, quant au fond, aux cas prévus à l'article 2, dans lesquels, par le fait de l'exploitant seul, ou de l'exploitant et de l'ouvrier agissant simultanément par suite d'accord entre eux, il sera fait, du chef de l'exploitant, à titre permanent ou occasionnel, sur le livret individuel d'un intéressé, un versement supérieur à celui de 2 p. 100 du salaire, fixé par l'article 2.

C'est le propre du système du livret individuel d'emporter d'une façon continue sa garantie par son seul jeu.

Toutefois, si ce n'était pas à titre de libéralité occasionnelle, mais par une convention, par un règlement permanent complétant le contrat de travail, que l'exploitant verserait plus de 2 p. 100, cette convention, ce règlement devrait m'être communiqué, par votre intermédiaire, à titre de renseignement, par application de l'article 5.

Toute modification ultérieure dans ces arrangements devrait m'être communiquée en leur temps de la même manière.

D'une façon plus générale du reste, l'article 5 ne s'appliquerait pas aux libéralités, sous quelque forme qu'elles fussent accordées, qui n'auraient qu'un caractère purement occasionnel. L'article ne s'applique, comme son texte le porte explicitement, que s'il y a « convention », c'est-à-dire engagement permanent résultant d'un règlement qui forme une sorte de complément du contrat de travail.

Une pareille convention, un règlement de cette nature devra tout d'abord, comme il était dit ci-dessus, m'être immédiatement envoyé par votre intermédiaire; et ces modifications ultérieures devront m'être communiquées de même.

L'exploitant devra, en outre, me saisir annuellement des résultats de l'application de la convention ou du règlement.

Ce compte rendu comprendra deux parties :

Une première donnera l'état : 1° de toutes les pensions ou rentes en cours de jouissance ; 2° de tous les engagements contractés soit pour rentes viagères ou temporaires à servir, soit pour indemnités à payer en capital à une échéance donnée.

Cet état indiquera, pour chaque pensionné ou bénéficiaire : 1° ses nom, prénoms, âge, domicile ; 2° le montant de sa pension acquise ou en cours d'acquisition, et sa durée si elle est ou doit être temporaire, ou bien le montant de l'indemnité à toucher avec indication de l'échéance; 3° en tout cas, la valeur actuelle de l'engagement contracté en sa faveur.

L'état devra faire connaître les règles et tables d'après lesquelles auront été calculées ces valeurs.

Une deuxième partie du compte rendu donnera le montant des capitaux disponibles ou le détail des valeurs déposées comme garantie des engagements, en indiquant pour chacune des valeurs déposées la base de son évaluation.

Les indications sur le montant des capitaux disponibles et sur le détail des valeurs déposées devront être attestées par un certificat, délivré par la caisse dépositaire, qui sera annexé au compte rendu.

9. — Il est utile, Monsieur le Préfet, afin d'éviter tout malentendu, de bien marquer la nature et la portée de l'intervention de l'autorité dans l'application de l'article 5.

Le législateur n'a pas pu donner et l'administration n'aurait pas pu assumer la responsabilité d'une évaluation des valeurs que l'exploitant peut librement choisir pour gager ses engagements; l'administration n'a pas davantage l'obligation de vérifier que les garanties équivalent mathématiquement aux engagements.

Le but du législateur a été, en premier lieu, de spécialiser le gage pour le mettre à l'abri de catastrophes comme certaines de celles dont on s'est justement émotionné dans le passé ; il a voulu, d'autre part, montrer à l'exploitant la nécessité d'une constitution de ces réserves qu'on a trop oubliées jadis; il s'est proposé enfin de créer une sorte de publicité qui permit éventuellement aux intéressés, s'ils trouvaient insuffisantes les garanties à eux données, de faire valoir devant les tribunaux les droits qu'ils croiraient tirer à cet égard de l'article 5.

Nonobstant ces observations, il va de soi que l'administration manquerait à un devoir élémentaire si elle n'attirait pas l'attention de l'exploitant sur les erreurs manifestes de son compte rendu, soit dans l'évaluation des engagements, soit dans l'appréciation des valeurs de garantie.

10. — J'ai à peine besoin de rappeler que l'omission, par l'exploitant, de l'envoi des comptes rendus a comme sanction les pénalités prévues à l'article 30.

## III.

### DES SOCIÉTÉS DE SECOURS.

11. — Les sociétés de secours du titre III ne sont, en somme, que des sociétés de secours mutuels, dont l'objet spécial est défini à l'article 7, et qui ne diffèrent des vraies sociétés de secours mutuels que par l'affiliation obligatoire des intéressés ; l'obligation de cette affiliation entraîne d'autre part, dans certains cas, une intervention de l'administration qu'il importe de définir et de préciser.

12. — L'administration intervient tout d'abord dans la constitution de la société pour assurer, en vertu de l'article 11, le vote qui permettra de nommer le premier conseil d'administration chargé d'élaborer les statuts.

Ces statuts doivent, d'après l'article 14, être approuvés par l'administration ; son mandat essentiel est de s'assurer qu'ils sont conformes aux lois et règlements ; mais elle devrait aussi refuser d'approuver des statuts où les allocations seraient notoirement en désaccord avec les ressources, sans qu'elle ait toutefois à assumer par avance la responsabilité d'une balance mathématique entre les unes et les autres.

Les statuts arrêtés, la société vit sous leur empire, comme toute société de droit privé ; l'administration notamment n'a plus à s'immiscer dans toutes opérations électorales subséquentes (art. 11, dernier paragraphe).

Toutefois l'administration exerce sur la gestion des sociétés une surveillance, définie par les articles 15, 16 et 17 ; le but essentiel de ces dispositions est d'empêcher que les fonds ne soient employés à d'autres destinations que celles prévues par les statuts et la loi.

13. — Le premier point dont l'administration doit s'occuper est donc de provoquer les premières élections prévues par l'article 11.

Pour pouvoir convoquer les électeurs, désigner la mairie où ils doivent voter, faire dresser d'office éventuellement, dans le cas prévu par l'avant-dernier paragraphe du même article (et qui ne peut être qu'exceptionnel), les listes électorales, il faut d'abord que la circonscription ait été définie ; c'est ce que règle plus spécialement l'article 9.

Il n'est pas inutile de préciser l'interprétation qu'il convient de donner à cet égard aux dispositions découlant de l'ensemble des deux articles 9 et 11.

A un premier point de vue, on doit remarquer que la circonscription peut se définir géographiquement en ce sens qu'elle comprendra, sans distinction entre leurs occupations, les ouvriers et employés de toute la concession, ou d'une de ses parties ou d'un groupe de concessions ou d'exploitations voisines ; elle peut aussi ne comprendre que les ouvriers de certaines spécialités, comme le cas se présente déjà et pourrait être maintenu par application de l'article 18.

A un autre point de vue, l'intention du législateur, sauf le cas des industries annexes prévues par le dernier paragraphe de l'article 9, a été de ne faire intervenir l'administration dans la fixation des circonscriptions que s'il y avait un désaccord manifeste entre les intéressés, c'est-à-dire entre l'exploitant d'une part et, d'autre part, les divers groupes d'ouvriers et d'employés qui pourraient avoir des vues divergentes sur leur répartition en sociétés de secours. C'est parce que l'administration ne doit intervenir que dans ces cas de conflits patents, relativement graves et qui seront apparemment fort rares, que la solution a été remise à cette forme solennelle, et partant assez lente, d'un décret rendu en Conseil d'État. Aussi bien, il serait absolument impossible de donner des règles sur les moyens de rechercher à l'avance s'il y a accord entre les intéressés et sur quelles bases se fait cet accord, puisque, comme on le disait ci-dessus, les intéressés peuvent éventuellement comprendre des groupes qui ne sont pas et ne peuvent pas être actuellement connus de l'administration.

14. — De ces observations il résulte que la procédure la plus rationnelle et la plus conforme aux intentions du législateur est celle ci-dessous indiquée.

Dès le reçu des présentes instructions, vous vous mettrez en rapport, aidé du concours des ingénieurs des mines, avec chaque exploitant de mine en activité pour reconnaître, en tenant compte de toutes les circonstances, la circonscription ou les circonscriptions qui doivent correspondre pour le mieux à chaque exploitation.

On s'inspirera des considérations indiquées au dernier paragraphe et plus spécialement des précédents de chaque espèce en vue de ne pas changer, sans nécessité reconnue, des organisations fonctionnant convenablement à la satisfaction de tous.

S'il existait — et vous devez nécessairement les connaître toutes — des sociétés comme celles visées par l'article 18, c'est-à-dire de véritables sociétés de secours mutuels ayant leurs statuts dûment approuvés par l'autorité préfectorale en vertu du décret du 26 mars 1852 sur les sociétés de secours mutuels, on devrait laisser leurs membres en dehors des nouvelles sociétés de secours et par suite des élections à provoquer en vertu de l'article 11. Je reviendrai du reste plus loin sur ces sociétés (voir § 28).

Finalement l'exploitant devra vous faire connaître, après s'en être assuré par les moyens à sa disposition, s'il est d'accord ou non avec les autres intéressés, et il aura à vous soumettre des propositions pour l'assiette de la circonscription ou des circonscriptions concernant son personnel.

Si, après avoir pris l'avis des ingénieurs des mines, vous estimez que l'accord paraît effectivement exister, vous convoquerez les électeurs en conséquence, conformément aux dispositions de l'article 11.

Vous n'avez pas à prendre d'arrêté spécial pour définir et délimiter les circonscriptions. Il suffit que l'arrêté de convocation des électeurs — qui peut et devra généralement être le même pour toutes les circonscriptions correspondant à une entreprise — indique avec une suffisante netteté à quelle circonscription, suivant les cas, chaque électeur est rattaché et à quelle mairie en conséquence il doit voter, suivant son domicile, la nature ou le lieu de son emploi.

15. — En principe, le vote doit avoir lieu par circonscription dans une seule mairie.

Au cas de circonscriptions très étendues, comprenant un très grand nombre de membres, il ne me paraît pas que la loi ait formellement interdit d'établir, pour faciliter le vote, des sections appropriées et définies, dont le vote aurait lieu à une mairie indiquée dans l'arrêté de convocation.

Vous pourrez donc recourir à cette solution, mais dans le cas seulement où les circonstances vous paraîtraient la rendre indispensable.

Dans ce cas, votre arrêté de convocation devra désigner une des sections pour centraliser les votes des autres en vue de la proclamation du résultat général. Cette section n'aura, en somme, à faire que le travail purement matériel de l'addition des résultats des diverses sections, sans qu'elle puisse les discuter. Il conviendra néanmoins qu'elle dresse un procès-verbal de l'opération.

16. — Dans le cas où l'enquête préalable à la convocation des électeurs, dont traite le paragraphe 14 de la présente circulaire, vous amènerait à reconnaître qu'il y a entre les intéressés, sur la constitution de la circonscription ou des circonscriptions, un défaut d'accord ou des divergences de la nature de ceux mentionnés au paragraphe 13, vous auriez à me saisir du dossier pour qu'il soit donné suite, s'il y a lieu, à la contestation, conformément à l'article 9, paragraphe 1er, de la loi.

En ce cas, les électeurs ne pourraient être convoqués qu'après qu'il aurait été statué.

17. — On doit dans ces premières élections laisser en dehors les ouvriers des industries annexes dont parle l'article 9, dernier paragraphe, de la loi.

Leur agrégation aux sociétés de secours ne pourra avoir lieu qu'après la constitution de ces sociétés, si ces ouvriers le demandent et s'il y a consentement à la fois de l'exploitant et du conseil d'administration de la société.

18. — L'article 11, avant-dernier paragraphe, stipule qu'au cas où l'exploitant ne dresserait pas et ne ferait pas afficher la liste électorale, vous auriez à y faire procéder d'office.

Vous devez être informé de cette éventualité par les maires, qui ne peuvent pas l'ignorer, puisqu'ils n'auront pas reçu de l'exploitant le double des listes électorales.

Sur votre invitation, tout d'abord, le maire constatera le fait par procès-verbal en vue de l'application des pénalités du titre X de la loi du 21 avril 1810, ainsi que le prévoit l'article 11, paragraphe 8, de la loi du 29 juin 1894.

Vous ordonnerez ensuite la confection d'office de la liste électorale, par un arrêté qui détaillera la procédure à suivre d'après les bases suivantes :

Les maires des communes sur lesquelles porte la circonscription doivent faire afficher et publier, à son de caisse, votre arrêté, qui préviendra les électeurs de la circonscription qu'ils ont un délai de huit jours pour provoquer leur inscription sur la liste électorale, en faisant par eux-mêmes ou par mandataires, à la mairie de leur domicile, les déclarations et justifications nécessaires. Ces déclarations, lorsqu'elles auront paru suffisamment justifiées au maire qui les aura reçues, seront consignées par lui sur un état donnant, par ordre alphabétique, les noms, prénoms, date et lieu de naissance de chaque électeur, la nature de son emploi dans l'exploitation à laquelle se rattache la société de secours, ainsi que la date depuis laquelle il travaille dans ladite exploitation.

Chaque maire transmettra ses états au maire de la commune où doivent avoir lieu les élections.

La liste électorale complète sera dressée immédiatement par ce maire : il affichera dans la commune et en adressera des exemplaires pour être affichés, par les soins de leurs maires, dans les autres communes de la circonscription. Avis de l'affichage devra être donné à son de caisse dans les communes.

Les listes ainsi dressées d'office devront rester affichées au moins pendant huit jours avant le vote, pour que le juge de paix puisse statuer utilement sur les réclamations.

Vous aurez à examiner, ce cas arrivant, s'il n'y aurait pas lieu de renvoyer, par un nouvel arrêté, à une date ultérieure, la date par vous primitivement fixée pour l'élection.

La confection de la liste électorale d'office devant s'effectuer aux frais de l'exploitant (art. 11, avant-dernier paragraphe), chaque maire devra vous envoyer l'état des frais exposés par lui pour cet objet. Le montant de ces frais, arrêté par vous, sera recouvré contre l'exploitant, comme en matière de contributions directes, sur un rôle que vous rendrez exécutoire.

19. — Les premières élections, les seules auxquelles vous ayez à faire procéder, ont pour objet l'élection des membres du premier conseil d'administration.

D'après l'article 10, ce premier conseil doit nécessairement se composer de neuf membres, dont six à élire par les ouvriers et employés, et trois à désigner par l'exploitant.

Les électeurs devront donc être appelés par votre arrêté de convocation à élire les six membres titulaires et les deux membres suppléants destinés à remplacer ceux-ci en cas d'absence ou de vacance ; le troisième membre suppléant devra être désigné par l'exploitant.

Mais l'exploitant peut renoncer, en tout ou en partie, à la faculté qui lui est donnée. Si cette renonciation vous est signifiée par lui avant la convocation des électeurs, votre arrêté de convocation, après avoir visé cette stipulation dans son préambule, invitera les électeurs à élire, en plus des six membres normaux, le nombre de ceux que l'exploitant renonce à désigner.

Si l'exploitant vous signifiait sa renonciation après votre arrêt de convocation, l'élection des nouveaux membres à élire par les ouvriers et employés ferait l'objet d'un vote complémentaire.

Si la renonciation de l'exploitant est complète, les ouvriers auront à élire, en outre des neuf conseillers titulaires, trois suppléants.

20. — L'exploitant devra, dans tous les cas, vous informer des désignations de conseillers faites par lui.

21. — Comme conséquence du dernier paragraphe de l'article 10, tant que les statuts ne sont pas arrêtés, le conseil, pour pouvoir délibérer, doit comprendre plus de six membres.

Si donc, après l'élection, l'exploitant ne désignait pas les conseillers qui dépendent de son choix, il mettrait le conseil dans l'impossibilité de fonctionner, et on devrait considérer l'exploitant comme ayant renoncé à faire usage de la faculté qui lui était réservée.

En conséquence, lorsque, dix jours après la date de l'élection, l'exploitant n'aura pas encore désigné ses conseillers, vous le mettrez en demeure d'y procéder dans un délai de huitaine, en le prévenant que s'il ne défère pas à votre invitation dans ce délai, il sera considéré comme ayant renoncé à la faculté qui lui appartenait, et vous aurez ensuite, s'il y a lieu, à provoquer des élections complémentaires.

22. — Il serait inutile d'insister sur tous les autres détails de ces premières élections. Les articles 11, 12 et 13 paraissent donner des indications suffisantes sur les points pouvant les distinguer de toutes les autres élections qui se font par l'intermédiaire de l'autorité.

Les municipalités désignées devront fournir, indépendamment de l'urne, le menu matériel dont tout bureau électoral a besoin d'être muni.

Votre arrêté de convocation devra rappeler aux maires qu'ils doivent vous transmettre immédiatement les résultats de chaque vote.

Votre arrêté devra également signaler utilement aux électeurs qu'ils devront distinguer sur leurs bulletins les membres qu'ils veulent élire comme titulaires de ceux qu'ils entendent désigner comme suppléants.

Le procès-verbal des élections sera dressé en la forme ordinaire ; il relatera toutes les observations ou réclamations qui auraient été présentées au bureau ; il restera déposé à la mairie pour pouvoir y être consulté en cas de besoin.

23. — Vous n'aurez pas à intervenir dans le contentieux des élections. Il a été attribué par l'article 13 au juge de paix, qui ne peut être saisi que par les intéressés.

Dès que vous seriez informé de l'annulation totale ou partielle des premières opérations électorales, vous procéderiez à une nouvelle convocation des électeurs.

24. — Il devra être fait, par vos soins, des élections telles que celles dont je viens de traiter, pour les mines qui plus tard viendraient à être concédées ou dont l'exploitation aujourd'hui abandonnée viendrait à être reprise.

25. — Les premiers conseillers élus par les ouvriers et employés et ceux désignés par l'exploitant s'entendront sur le lieu où ils se réuniront et la forme dans laquelle ils délibéreront pour dresser les statuts ; aucune opération effective de la société de secours ne pourra commencer avant que ces statuts aient été approuvés comme il est dit à l'article 14.

Je ne doute pas que les maires ne mettent volontiers à leur disposition à la mairie un local qui puisse convenir à tous.

Au cas où vous seriez amené à constater l'impossibilité pour les conseillers d'aboutir à une entente et à un résultat, vous auriez à examiner s'il n'y aurait pas lieu de recourir à l'application de l'article 17, et, le cas échéant, à me soumettre, sur le rapport des ingénieurs, toutes propositions utiles.

26. — Dès que les statuts auront été dressés, ils vous seront transmis par l'exploitant auquel, d'après l'article 14, paragraphe 1er, notification doit être faite ensuite de la solution à intervenir.

Vous m'enverrez le projet des statuts avec le rapport des ingénieurs des mines et votre avis personnel.

27. — Les intéressés pourront rédiger leurs statuts avec la liberté que la loi a entendu leur laisser, sous les seules réserves qu'elle a formulées aux articles 6, 7 et 8, ou aux articles 12 et 13 pour ce qui concerne les élections.

L'article 7 a stipulé, au paragraphe 1er, ce que les statuts doivent nécessairement contenir, et, au paragraphe 2, ce qu'ils peuvent régler, le tout, bien entendu, dans les limites des ressources de l'article 6, tous autres objets étant légalement interdits aux sociétés.

Le premier conseil n'oubliera pas, d'autre part, en arrêtant les statuts, que les allocations doivent correspondre aux recettes ou pouvoir être statutairement ramenées à cette concordance.

A défaut de précédents tirés de l'expérience d'institutions locales, on pourra s'inspirer de la pratique et des statistiques tant de nos sociétés de secours mutuels que des caisses d'assurances contre la maladie qui fonctionnent à l'étranger.

28. — J'ai déjà parlé au paragraphe 14 des sociétés visées par l'article 18 de la loi et que le législateur a indiquées comme devant être conservées autant que possible.

Vous aurez à m'adresser les statuts de chacune de ces sociétés. Vous y joindrez un rapport des ingénieurs des mines faisant connaître sa situation et examinant s'il y a lieu ou non d'en provoquer la transformation.

En attendant qu'il ait été statué, ces sociétés fonctionnent dans les conditions prévues pour elles par ledit article 18.

29. — Je ne traiterai pas, pour l'instant, de la surveillance à exercer sur les sociétés de secours, en vertu et par application des articles 15, 16 et 17.

Je me bornerai à rappeler que les ingénieurs devront par eux-mêmes inspecter au moins une fois l'an chaque société de secours ; ils rendront compte des ré-

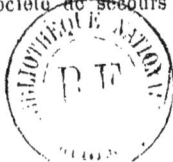

sultats de cette inspection dans un procès-verbal de visite spécial et l'ensemble des faits observés sera consigné dans leur rapport annuel.

Telles sont, Monsieur le Préfet, les premières instructions que j'avais à vous donner sur la loi du 28 juin 1894. Pour en présenter un commentaire complet dans les parties que je devais plus spécialement examiner, pour prévoir les divers cas que vous pouviez rencontrer, j'ai dû entrer dans des détails qui pourraient être toutefois de nature à faire méconnaître tout un côté de la question dont vous devez cependant vous préoccuper d'une façon toute spéciale.

Il semblerait, d'après les observations qui précèdent, que la loi du 29 juin 1894 est une sorte de loi de police dont l'autorité doit assurer avec sa fermeté habituelle l'exécution, en recourant, en cas de nécessité, aux mesures de rigueur classiques, d'ordre pénal ou administratif. Une pareille vue des choses serait inexacte ; elle répondrait mal aux intentions du législateur.

La loi du 29 juin 1894 est avant tout une loi de conciliation et d'aide mutuelle entre les deux facteurs du travail dans une industrie particulièrement intéressante à tant de titres. Pour atteindre le but que s'est proposé le législateur, il faudra avant tout, je le disais au début de cette circulaire, une grande bonne volonté des uns et des autres.

De votre côté, vous avez, Monsieur le Préfet, vous et les ingénieurs des mines, un rôle important à remplir. Vous devez et les ingénieurs doivent profiter de l'influence légitime donnée par vos situations sur les intéressés, pour expliquer l'esprit de la loi, éviter les conflits, faciliter les rapprochements, amener tout le monde, par une persuasion féconde plus que par une rigueur qui pourrait bien rester stérile, à appliquer promptement et complètement la loi, et assurer ainsi des avantages sérieux pour les uns, la tranquillité pour les autres, et l'apaisement pour tous.

Vous voudrez bien faire notifier la présente circulaire à chacun des exploitants de mines de votre département, auquel un exemplaire devra en être laissé.

J'en adresse directement ampliation aux ingénieurs des mines.

Recevez, Monsieur le Préfet, l'assurance de ma considération la plus distinguée.

*Le Ministre des travaux publics,*

Louis BARTHOU.

Nancy, Imprimerie Berger-Levrault et Cie.

# STATUTS

## DE LA

# SOCIÉTÉ DE SECOURS

# MINE DE MAXÉVILLE

SOCIÉTÉ ANONYME

DES MINES DU LUXEMBOURG ET DES FORGES DE SARREBRÜCK

SIÈGE SOCIAL A BRUXELLES

## STATUTS

### DE LA SOCIÉTÉ DE SECOURS

*Approuvés par M. le Ministre des Travaux publics, le 23 août 1895.*

— o —

ART. 1er. — Conformément à la loi du 29 juin 1894, il est établi à la mine de Maxéville une société de secours ayant pour but : 1° de procurer les soins du médecin et les médicaments aux sociétaires malades ; 2° de payer aux sociétaires une indemnité temporaire pendant leur incapacité de travail ; 3° de pourvoir à leurs funérailles ; 4° de secourir les familles des sociétaires en cas de maladie.

ART. 2. — Aucun secours ne peut être accordé, sur les fonds de la société, aux ouvriers et à leur famille, à raison de blessures reçues dans le travail.

ART. 3. — Tout ouvrier ou employé est, dès son admission au service de la mine, et aussi longtemps qu'il y restera, membre de la société de secours ; il recevra de l'exploitant ou de son représentant un exemplaire des statuts de ladite société et déclarera y adhérer en signant au registre d'entrée.

ART. 4. — Tout ouvrier ou employé qui quitte, volontairement ou non, le service de la mine, perd sa qualité de sociétaire ; il n'a donc plus droit à aucun secours et ne peut demander restitution d'aucune partie des versements faits par lui à la société.

ART. 5. — La société de secours n'accorde aucune espèce de secours et d'indemnité au sociétaire ou à sa famille, pour une maladie se déclarant pendant le premier mois de son admission au service de la mine.

Toutefois le conseil peut, si la fortune de la société le permet, statuer sur des secours à donner.

ART. 6. — Conformément à la loi du 29 juin 1894, la société sera administrée par un Conseil composé de : 1° un président, 2° un secrétaire, 3° un trésorier, 4° de six administrateurs. Il est désigné en outre trois administrateurs suppléants. Leurs fonctions sont gratuites.

Les deux tiers des membres du Conseil sont élus par les électeurs pour trois ans et renouvelables par tiers chaque année. Il est pourvu, dans les six mois qui suivent la vacance, au remplacement des membres décédés, démissionnaires ou déchus des qualités requises pour l'éligibilité. Les nouveaux élus sont nommés pour le temps restant à courir jusqu'au terme assigné aux fonctions de ceux qu'ils remplacent.

Pour la première fois, ou en cas de renouvellement intégral du Conseil, les membres seront répartis par le sort

entre la première, la seconde et la troisième série de
sortie.

ART. 7. — Le président surveille et assure l'exécution
des statuts : il est chargé de la police des réunions ; il signe
tous les actes, arrêtés ou délibérations et représente la
société dans tous ses rapports avec l'autorité publique. Il
donne des ordres pour les réunions du Conseil et les convocations des sociétaires lorsqu'il y a lieu de procéder à
de nouvelles élections. Dans ce cas, il convoquera les électeurs au moins quinze jours à l'avance, par affiche spéciale, placée à la mine à l'endroit habituel, indiquant le
but de la convocation ainsi que le lieu de vote choisi par
le Conseil. Il présidera à l'élection, assisté d'un assesseur,
comptera les électeurs, en fera l'appel, recevra leur bul-
letin et en fera le dépouillement. Le procès-verbal de
l'élection sera inscrit dans un registre spécial et signé par
le Président et son assesseur. La liste électorale, dressée
par les soins de l'exploitant, sera affichée huit jours au
moins avant le jour de l'élection.

ART. 8. — Le secrétaire remplace au besoin le président, il le seconde dans toutes ses fonctions. Il est chargé
de la rédaction des procès-verbaux, de la correspondance,
des convocations et de la conservation des archives.

ART. 9. — Le trésorier tient le registre matricule des
sociétaires, il fait les recettes et les paiements et les inscrit sur un livre de caisse coté et paraphé par le président.

Le trésorier devra présenter chaque année, à la réunion
de janvier, le compte rendu de la situation financière. Il
est responsable des espèces se trouvant en caisse. Il paie
sur mandats visés par le président et un membre du Conseil désigné à cet effet.

Art. 10. — Le Conseil d'administration est chargé de surveiller les opérations de la société. Les administrateurs doivent s'enquérir par eux-mêmes de l'état des malades et communiquer en séance, les renseignements qu'ils ont recueillis. Le Conseil règle le service médical et pharmaceutique. Il déterminera ultérieurement le montant des amendes pour non observation du règlement de la société de secours.

Art. 11. — Le Conseil se réunit de plein droit le second samedi de Janvier, Avril, Juillet et Octobre, au bureau de la mine.

En cas de nécessité, le président pourra convoquer des réunions extraordinaires.

Art. 12. — Il y a chaque année une réunion générale des membres de la société de secours dans la dernière quinzaine de Janvier. Le Conseil y présentera un compte rendu de sa gestion, des opérations complètes de l'année écoulée et de la situation financière arrêtée au 31 décembre. Il fixera les sommes à laisser dans la Caisse pour en assurer le service et celles à déposer à la Caisse des dépôts et consignations. Ce dépôt devra être effectué par le Conseil fin Janvier, sous la responsabilité solidaire de ses membres, sans préjudice, le cas échéant, de l'application de l'article 408 du Code pénal. Les administrateurs qui auraient effectué ou laissé effectuer un emploi de fonds non autorisé par les statuts, encourent la même responsabilité et les mêmes pénalités. Le total de la réserve ne pourra dépasser le double des recettes de l'année.

Art. 13. — Les recettes de la société sont : 1° une retenue mensuelle de 2 p. 100 sur le salaire net de chaque ouvrier

ou employé travaillant à la mine et jusqu'à concurrence
de 2,400 fr. par an. Cependant le Conseil pourra réduire
ce pourcentage si la fortune de la société est suffisante.

2° Le versement par les exploitants d'une somme égale
à la moitié de celle des ouvriers ou employés.

3° Le produit des amendes pour infraction aux statuts
et celles infligées par application du règlement de la
mine.

4° Les sommes allouées par l'État sur les fonds de subvention.

5° Les dons et legs.

ART. 14. — Pendant le cours d'une année, le sociétaire a droit, au maximum, à 180 jours de chômage résultant soit d'une seule maladie, soit de maladies différentes
à différentes époques.

Outre les soins médicaux, les médicaments, il recevra
pendant les premiers 90 jours, 2 fr. par jour ; et pendant
les jours qui suivent jusqu'à un maximum de 90 jours,
1 fr. 50 c. par jour. Les médicaments comprennent les
sangsues, les bains, les bandages.

Si, à l'expiration de ces 180 jours, le sociétaire n'est
pas guéri, le Conseil d'administration est appelé à décider
s'il y a lieu de continuer les secours et en fixer la quotité
et la durée.

Les sociétaires qui se trouvent en traitement dans un
hôpital reçoivent, outre ce traitement et dans le cas seulement où ils sont mariés ou soutiens de famille, 1 fr.
par jour.

ART. 15. — Il appartient au Conseil d'administration
de décider. sur l'avis du médecin, si un malade doit être
envoyé à l'hôpital : en cas de nécessité, le médecin peut

l'ordonner. Celui qui alors s'y refuse perd tous ses droits aux soins et indemnités que lui assure la société.

Art. 16. — Tout membre qui sera convaincu d'avoir simulé une maladie sera passible d'une amende à fixer par le Conseil, et devra rembourser les secours reçus.

Art. 17. — Les indemnités revenant aux malades seront payées hebdomadairement à un jour fixé par le Conseil.

Art. 18. — Une indisposition de trois jours au plus ne donne pas droit à une indemnité pécuniaire, cependant le Conseil pourra examiner et décider s'il y a lieu d'accorder une indemnité qu'il fixera. Une maladie plus prolongée donne droit à l'indemnité à partir du premier jour. Dans ce cas, la société de secours versera, à la fin de chaque semestre, à la Caisse de retraites et au compte individuel du malade, une somme égale à 5 p. 100 de l'indemnité de maladie.

Art. 19. — Aucun secours n'est dû pour les maladies causées par la débauche ou l'intempérance, ni pour blessure reçue dans une rixe lorsqu'il est prouvé que le sociétaire a été l'agresseur, ni pour les blessures reçues dans une émeute où il aurait pris une part volontaire.

Art. 20. — Sous peine de déchéance de tous droits, le sociétaire qui se trouvera atteint d'une maladie ou d'une blessure reçue en dehors du travail devra se présenter dans les 24 heures, devant le médecin auquel il remettra une attestation du surveillant; s'il lui est impossible de se présenter, il devra faire prévenir le médecin dans le même délai.

Art. 21. — Le sociétaire qui sera réputé incurable ou

infirme pourra recevoir un secours extraordinaire et temporaire dont le montant sera déterminé chaque année par le Conseil en raison des ressources de la société.

ART. 22. — Tout malade rencontré hors de chez lui sans y être autorisé, celui qui a pris des médicaments ou des aliments contraires aux ordonnances du médecin, celui qui a fait usage des liqueurs alcooliques en dehors des prescriptions du médecin, cesse de recevoir l'indemnité en argent ; les secours pécuniaires cessent également d'être accordés au malade qui est trouvé exerçant sa profession ou tout autre travail non compatible avec son état de santé.

La variole ne donne droit aux indemnités pécuniaires que si le malade peut prouver qu'il a été vacciné.

ART. 23. — La famille du sociétaire, c'est-à-dire la femme et les enfants ou les ascendants dont il est le soutien, recevront des secours aux conditions suivantes : le sociétaire paiera seulement 0 fr. 75 c. par visite du médecin et 0 fr. 50 c. si le malade se rend au cabinet de consultation du médecin ; il paiera la moitié des frais de médicaments : ces frais, laissés à sa charge, lui seront retenus sur sa paie mensuelle pour être remis à la société de secours qui en a fait l'avance. La femme d'un sociétaire recevra une somme fixe de dix francs pour frais d'accouchement.

ART. 24. — La durée totale des secours pour maladie de l'article 23 ne peut excéder 180 jours par famille, quel que soit le nombre des membres qui la composent.

ART. 25. — En cas de décès d'un sociétaire, la famille touche 80 francs pour pourvoir aux frais d'enterrement.

S'il n'y a pas de famille, la société assure à ses membres effectifs un enterrement convenable.

En cas de décès d'un membre de la famille, le sociétaire recevra, pour frais d'enterrement, 50 fr. si c'est sa femme, et 30 fr. pour une autre personne âgée de plus de 14 ans.

ART. 26. — En cas d'insuffisance de ressources prévue par la loi et après réduction ou, s'il y a lieu, suppression des secours facultatifs, les secours statutaires devront être réduits jusqu'à équilibre des recettes et des dépenses.

ART. 27. — En cas de dissolution, le Président du tribunal désignera un liquidateur. Si les membres participants passent individuellement ou collectivement dans une autre société de même nature, l'avoir social pourra être réparti entre ces sociétés.

*Vu et approuvé par les membres du Conseil d'administration de la société de secours de la Mine de Maxéville soussignés :*

MM. J. ETTING, président.

CH. LAPIQUE, trésorier.

J. KELSCH, secrétaire.

FILGRAF, membre titulaire.

GREFF, idem.

HALWICK, idem.

BARTHÉLEMY, idem.

DEMEURE, idem.

BOSCHI, idem.

NANTWIG, membre suppléant.

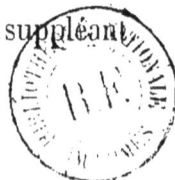

Nancy, impr. Berger-Levrault et Cie.